ESSAI

SUR

UNE FORME RHUMATISMALE

DE LA

PARALYSIE AGITANTE

PAR

LE DOCTEUR F. VESSELLE

EX-INTERNE DES HÔPITAUX DE LYON

LYON

IMPRIMERIE PITRAT AINÉ

4, RUE GENTIL, 4

1881

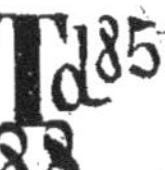

ESSAI

SUR

UNE FORME RHUMATISMALE

DE LA

PARALYSIE AGITANTE

DU MÊME AUTEUR

LITHIASE BILIAIRE ET CIRRHOSE HYPERTROPHIQUE. *Lyon-Médical*, 1880 N°s 42 et 43.

ESSAI

SUR

UNE FORME RHUMATISMALE

DE LA

PARALYSIE AGITANTE

PAR

LE DOCTEUR F. VESSELLE

EX-INTERNE DES HÔPITAUX DE LYON

LYON

IMPRIMERIE PITRAT AINÉ

4, RUE GENTIL, 4

1881

AVANT-PROPOS

En lisant les nombreux travaux faits sur la paralysie agitante, on est frappé de voir l'inutilité relative d'un grand nombre de recherches, sous le triple rapport de l'étiologie, de l'anatomie pathologique et de la thérapeutique.

Est-on beaucoup plus avancé que Marshall Hall, qui pensait que d'ordinaire on ne peut lui trouver de cause?

Il en est de même de l'étude des lésions.

D'autre part, une maladie dont les causes et le substratum anatomique ne sont pas connus peut-elle avoir une thérapeutique vraiment efficace?

Nous nous proposons, dans ce travail qui nous a été inspiré par M. le professeur Pierret, d'insister spécialement sur les points suivants :

1° La maladie de Parkinson n'est pas encore, malgré

les apparences, assez nettement définie aujourd'hui pour avoir une place indépendante dans le cadre nosologique ;

2° Devant l'absence de lésion nerveuse constante, on doit donner à ses recherches une autre direction ; les points qui à notre avis méritent le plus d'attention sont les lésions musculaires et articulaires : elles paraissent en effet en rapport direct dans un grand nombre de cas, non seulement avec les données étiologiques, mais avec les symptômes prodromiques et l'état fonctionnel des muscles et des articulations.

Nous nous efforcerons, en dernier lieu, de tirer de ce qui précède quelques déductions thérapeutiques.

Nous prions M. le professeur Pierret d'agréer l'expression de notre vive gratitude pour la bienveillance qu'il n'a cessé de nous témoigner pendant tout le temps que nous avons passé au laboratoire d'anatomie pathologique.

ESSAI

SUR

UNE FORME RHUMATISMALE

DE LA

PARALYSIE AGITANTE

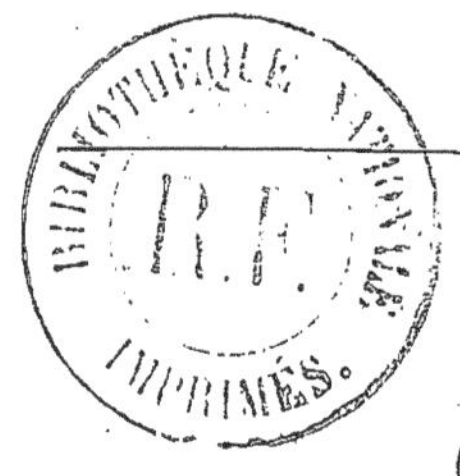

CHAPITRE PREMIER

HISTORIQUE

Il est probable que dès le siècle dernier les auteurs avaient quelques notions sur la maladie qui nous occupe : ainsi, dès 1770, on trouve dans la Pathologie de Gaubius la description suivante : « Il est des circonstances, dit cet auteur, où les muscles quoique très bien mis en mouvement par la volonté, faisant ensuite des efforts qu'on ne peut réprimer, *accélèrent avec une agilité involontaire leurs mouvements* et préviennent l'âme malgré elle. C'est un accident très commun aux muscles de la langue, mais qui cependant n'est pas borné à eux seuls, car j'ai vu *un homme qui pouvait courir et non marcher.* »

Sauvages[1], sous le titre *Tremor rhumatismalis*, cite le passage suivant d'une observation de de Haën :

« C'est un tremblement qui affecte les mains et les jambes et qui est accompagné d'insomnie, de douleurs rhumatismales dans ces parties, etc.; cette maladie est longue. »

Le même auteur[2] décrit ainsi le Scélotyrbe festinans[3] :

« C'est une espèce de scélotyrbe qui fait que les malades ne peuvent marcher *qu'en courant*... Cette espèce a beaucoup d'affinité avec la danse de Saint-Guy : comme les fibres des muscles *manquent de flexibilité* et que les malades ont peine à agir, ils s'efforcent de vaincre cette résistance, ce qui les oblige à marcher *d'un pas précipité* et *comme en courant*. La danse de Saint-Guy attaque les enfants de l'un et de l'autre sexe avant l'âge de puberté, au lieu que l'espèce dont je parle n'attaque que les personnes avancées en âge, je n'en ai encore connu que deux. Un peintre âgé de cinquante ans était obligé d'accélérer le pas en marchant sans pouvoir se détourner de son chemin, ni à droite ni à gauche, que lorsqu'il rencontrait quelque obstacle; et alors, fixé dans la même place, il *tournait son corps petit à petit pour affecter en marchant une nouvelle ligne droite.* »

Quoi qu'il en soit, l'honneur revient à Parkinson d'avoir, le premier, décrit la paralysie agitante en la séparant d'autres formes pathologiques voisines.

1 Sauvages, *Nosologie méthodique*, 1772, t. IV, p. 47.
2 *Id. Ibid.*, p. 148.
3 *Pathologie de Gaubius*, 1770. Du Spasme, p. 473.

Dans son mémoire *Essay on the Shaking Palsy*[1], l'auteur donne une excellente description de la maladie, notant surtout cette période de *faiblesse, de fatigue générale* qui *précède* le tremblement, l'envahissement successif des membres par ce dernier, la tendance à la propulsion, le besoin de mouvement, enfin l'habitus extérieur des malades qui en sont atteints.

Toulmouche[2], en 1833, sans connaître le travail de Parkinson, cite plusieurs observations qui paraissent se rapporter nettement à la paralysie agitante.

On trouve dans le mémoire de Germain Sée[3] sur la chorée (1850) quelques pages importantes dans lesquelles l'auteur donne le diagnostic différentiel entre la paralysie agitante et la chorée (p. 478) et indique l'étiologie rhumatismale pour certains cas (p. 479).

Une nouvelle phase commence avec le mémoire de MM. Charcot et Vulpian[4]. La forme du tremblement, la tendance à la propulsion et au recul y sont surtout décrits avec soin. Le rôle étiologique du froid humide et des émotions y est noté. Mais un paragraphe est consacré à isoler le rhumatisme chronique de la paralysie agitante. Nous aurons d'ailleurs à revenir plus loin sur ce dernier détail.

A partir de ce moment, les travaux sur la paralysie agitante deviennent de plus en plus nombreux, et leurs

[1] Parkinson, *Essay on the Shaking Palsy*. London, 1817.

[2] Toulmouche, Observ. de quelques fonctions involontaires de la locomotion. *Mém. de l'Acad. de méd.*, 1833, t. II, p. 368.

[3] G. Sée, De la Chorée. Rapports du rhumatisme et des maladies du cœur avec les affections nerveuses et convulsives. *Mém. Acad. méd.*, 1850.

[4] Charcot et Vulpian, De la paralysie agitante à propos d'un cas tiré de la clinique du prof. Oppolzer. *Gaz. hebdom.*, 1861-62, n° 48 et suiv.

auteurs, s'inspirant le plus souvent des idées de M. Charcot, s'attachent aux recherches anatomo-pathologiques avec d'autant plus d'ardeur que la nuit est plus complète de ce côté.

Dans la thèse d'Ordenstein[1], M. Charcot isole la paralysie agitante de la sclérose en plaques et conclut à l'absence de lésion anatomique dans la première de ces deux affections. Les déformations regardées comme caractéristiques sont décrites avec un grand soin ; enfin l'auteur *refuse au rhumatisme* toute influence pathogénique, l'*influence du froid humide lui paraissant même avoir été exagérée* (p. 26).

En 1871, M. Joffroy[2] publie trois cas de paralysie agitante suivis de l'autopsie du système nerveux. L'absence de lésion anatomique constante amène à conclure comme les auteurs précédents : « Le siège de la paralysie agitante n'est pas encore connu, et l'on en est réduit à faire des hypothèses sur ce point. » Remarquons en passant que la troisième observation de M. Joffroy a trait à une malade atteinte de rhumatisme.

M. Fernet[3] dans sa thèse d'agrégation consacre quelques pages à la paralysie agitante.

Citons encore la thèse de Claveleira, 1872; celle de Boucher[4] qui présente la maladie sous un point de vue nouveau : il s'agit de ce que l'auteur appelle la *forme*

[1] Ordenstein, *Sur la Paralysie agitante et la sclérose en plaques généralisée*. Thèse de Paris, 1867.

[2] A. Joffroy, Trois cas de paralysie agitante suivis d'autopsie, *Arch. de Physiologie*, 1871-72, p. 106.

[3] Ch. Fernet, *Des tremblements*. Thèse d'agrégation, 1872.

[4] Boucher, *De la mal. de Parkinson et en particul. de la forme fruste*. Thèse, 1877.

fruste : dans les cas cités à l'appui, le tremblement n'est survenu que longtemps après le début de l'affection.

Leroux[1] (1880) prend surtout la question au point de vue de l'étiologie : comme la plupart de ses prédécesseurs, l'auteur met en *doute et l'influence du froid* et celle *du rhumatisme*. Par contre, l'hérédité lui paraît jouer un rôle prépondérant.

Denombré[2] étudie spécialement le tremblement et semble, dans un chapitre consacré à l'étiologie, s'écarter du chemin battu. Il donne un essai de classification dans laquelle l'hérédité, le *rhumatisme*, le traumatisme, lui paraissent être les principaux facteurs étiologiques de l'affection.

En 1879, à propos d'une autopsie de paralysie agitante sur les détails de laquelle nous reviendrons plus loin, M. le professeur Pierret faisait remarquer l'état des muscles dont les lésions étaient tout à fait comparables à celles de certaines formes de rhumatisme chronique.

Revenant sur ce fait et sur ces observations antérieures, M. Pierret faisait, il y a quelques semaines, une communication à la Société de médecine de Lyon, dans le but de montrer la relation de cause à effet qui existe entre la diathèse rhumatismale et un certain nombre de cas de paralysie agitante[3].

Nous n'avons voulu montrer dans cet aperçu que les étapes les plus saillantes de l'histoire de la maladie de Parkinson : aussi n'avons-nous pas cru utile de citer ici

[1] Leroux, *Contribution à l'étude des causes de la paralysie agitante*. Thèse de Paris, 1880.

[2] Denombré, *De la mal. de Parkinson*. Thèse de Paris, 1880.

[3] *Lyon médical*, Société de médecine de Lyon, 17 juillet 1880.

les nombreux ouvrages, classiques ou non, dont le lecteur trouvera d'ailleurs l'indication, soit dans les pages qui suivent, à propos des emprunts que nous avons à leur faire, soit à l'index bibliographique.

CHAPITRE II

RÉSUMÉ CLINIQUE ET ANATOMO-PATHOLOGIQUE

Résumé clinique.

Grâce aux travaux que nous venons de citer, la paralysie agitante telle qu'elle est connue aujourd'hui peut se résumer de la façon suivante :

Née sous l'influence de *causes* variables, isolées ou réunies (hérédité, émotion, traumatisme, froid, rhumatisme), la maladie de Parkinson atteint le plus souvent des individus arrivés à l'âge moyen de la vie.

Le tremblement, symptôme le plus frappant, peut être précédé pendant un temps ou moins long, quelquefois pendant des années, de *prodromes* plus ou moins accusés, qui consistent en douleurs vagues, parésies, crampes, douleurs rhumatoïdes, névralgiformes, sur lesquelles on n'insiste pas assez, les malades y attachant le plus souvent peu d'importance.

En dehors des *cas frustes*, où il perd son rôle de symptôme prédominant, le tremblement offre des caractères spéciaux. Survenu tantôt petit à petit, tantôt subitement, il gagne peu à peu du terrain, sous le rapport de la durée, de l'intensité et de l'étendue, devient peu à peu incessant pendant la veille : les mouvements volontaires l'exagèrent. Il est peu étendu, rythmique, et rappelle certains mouvements intentionnels, tels que l'action d'émietter du pain, de faire mouvoir une pédale, il se trahit par l'écriture; de plus il épargnerait la tête et le cou dont le tremblement est communiqué.

L'attitude du corps est aussi typique que le symptôme précédent. L'aspect empalé, soudé, du tronc, du cou et de la tête, la demi-flexion des membres, sont trop bien décrits dans les classiques pour que nous insistions. Nous ne ferons que signaler à ce sujet l'état des petites articulations (Charcot *in* th. d'Ordenstein) qui rappelle si bien les types de déformation du rhumatisme chronique progressif, que les auteurs ont cru devoir en faire le diagnostic différentiel. On note enfin un affaiblissement fréquent de la force musculaire.

La démarche du malade prend un aspect tout particulier : les mouvements sont difficiles, lents à se produire. D'autres symptômes importants, mais non constants sont la tendance à la *propulsion* et à la *rétropulsion*.

A ces phénomènes s'en joignent d'autres qui contribuent à rendre la vie extrêmement pénible aux malades, nous voulons parler des *sensations* de malaise, de chaleur excessive, du besoin de mouvement, de la persistance fréquente des crampes et névralgies notées au début.

Souvent de *très longue durée*, la maladie de Parkinson se termine soit par complication de maladie aiguë, comme la pneumonie, soit au milieu des signes d'altération profonde de la nutrition (atrophie musculaire, eschares) auxquels, se joint souvent un affaiblissement notable de l'intelligence.

L'amélioration serait très rare, la guérison pour ainsi dire exceptionnelle.

Telle est, esquissée à grands traits, la paralysie agitante.

Anatomie pathologique

En présence d'une affection à caractères cliniques aussi tranchés, il semble que l'anatomie pathologique va nous révéler une lésion spéciale, permettant d'expliquer la série des symptômes observés et d'en reconstruire la physiologie pathologique.

Il n'en est malheureusement rien, et malgré le soin apporté à la recherche des lésions de la paralysie agitante, on en est encore réduit aujourd'hui, comme l'ont fait les ouvrages les plus récents, à ranger cette affection dans la classe des névroses, qui cependant tend de plus en plus à diminuer, sinon à disparaître. Tous d'ailleurs sont unanimes à constater l'inanité à peu près complète des recherches faites jusqu'ici. Nous allons en résumer les résultats.

Pour M. le professeur Charcot [1], on peut ranger en trois groupes les autopsies de paralysie agitante :

« Le premier groupe, dit-il, renferme les cas dans lesquels on n'a rencontré *aucune lésion appréciable*, malgré les observations les plus attentives. Il existe plusieurs

[1] Charcot, *Leçons sur les maladies du système nerveux*, 1877, 3e édit. t. I, p. 180.

faits de ce genre consignés dans les auteurs. J'ai observé pour mon compte trois cas de paralysie agitante bien caractérisée, dans lesquels les résultats à l'autopsie, ont été complètement négatifs. D'autres fois on trouve mentionnées dans les nécropsies, des lésions banales, en particulier l'atrophie cérébrale sénile : or celle-ci peut exister, comme on le voit, sans qu'il y ait eu jamais le moindre tremblement.

« Le second groupe comprend les observations publiées par quelques auteurs, Bamberger, Lebert, Skoda, par exemple, sous le titre de paralysie agitante et dans lesquelles ont été rencontrées des lésions qui appartiennent vraisemblablement à la sclérose en plaques.

« Enfin le dernier groupe contient l'observation de Parkinson et celle d'Oppolzer. Dans celle de Parkinson il y avait, paraît-il, une augmentation de volume, avec induration du pont de Varole, de la moelle allongée, et de la portion cervicale de la moelle... Quant au cas du professeur Oppolzer, il n'est guère plus concluant, à notre avis, en dépit de l'importance qu'on a voulu lui accorder.

« Les considérations qui précèdent nous montrent que la lésion de la paralysie agitante est encore à trouver. »

Nous avons tenu à citer à peu près textuellement cette leçon du savant professeur de la Salpêtrière, leçon faite en 1868, car depuis ce temps aucun autre résultat important n'est venu en modifier la valeur.

En 1871 M. Joffroy [1] présenta à la Société de biologie les résultats de trois autopsies du système nerveux de

[1] Joffroy, *loc. cit.*

malades atteints de paralysie agitante. Les lésions observées étaient : 1° l'oblitération du canal central par la prolifération épithéliale de l'épendyme ; 2° une pigmentation des cellules nerveuses, très prononcée surtout dans les cellules de la colonne vésiculeuse de Clarke ; 3° des corps amyloïdes. Un de ces cas présentait en outre de la méningite ancienne, limitée au bec du calamus et à la partie supérieure du quatrième ventricule... un autre, une plaque de sclérose à la partie supérieure du quatrième ventricule.

M. Fernet[1] cite, d'après M. Charcot, trois cas de paralysie agitante ayant présenté à l'autopsie des lésions de la moelle. Ces trois observations proviennent des services de MM. Charcot et Vulpian, et les pièces ont été examinées par MM. Pierret et Gombaut, internes du service. Dans l'une, on constata à l'autopsie une lésion très peu accentuée des cordons de Goll.

Dans les deux autres on trouva une sclérose complète des cordons et racines postérieures; pas de traces de sclérose latérale ou en plaques. Les colonnes de Clarke avaient paru très altérées, mais cette lésion se rencontrant très souvent dans le cours de l'ataxie, il n'est guère possible de lui attribuer une aussi grande importance que paraît vouloir le faire M. Demange (1879).

M. Raymond[2] déclare n'avoir rien trouvé dans six autopsies de paralysie agitante; il dit de plus n'avoir rien rencontré ni dans les muscles ni dans les articulations (p. 115).

[2] Fernet, Art. Paral. agit. du *Dict. de Med. et de chirurgie.*

[1] Raymond, *Étude anat. physiol. et clinique sur l'hémanesthésie, l'hémichorée et le tremblement symptomatiques.* Thèse de Paris, 1876.

Dans un cas publié en 1879[1]. M. Demange a noté l'oblitération du canal de l'épendyme, l'inflammation de la substance grise périépendymaire, la sclérose de la colonne vésiculaire. Dans les régions dorsale et cervicale, sclérose très manifeste des cordons de Goll. Parmi les lésions constatées, l'auteur accorde une certaine importance à l'inflammation periépendymaire et à l'altération des cellules de la colonne vésiculaire de Clarke. L'oblitération du canal central n'est pas à retenir, car elle est commune chez les vieillards.

[1] E. Demange, *Revue médicale de l'Est*, 1879.

CHAPITRE III

VALEUR DES PRINCIPAUX SYMPTOMES DE LA PARALYSIE AGITANTE.

Il nous a paru utile de résumer en quelques pages les symptômes et l'anatomie pathologique de la maladie de Parkinson, afin de mieux faire ressortir, en les mettant en parallèle, d'un côté les caractères peu variables de la forme clinique, de l'autre, l'absence d'une lésion anatomique constante. Puisque l'autopsie ne donne aucune indication précise et qu'au contraire chaque nouvelle observation semble vouloir ajouter à l'embarras des anatomo-pathologistes, il vient tout naturellement à l'esprit quelque doute sur l'identité d'une maladie à type anatomique si variable.

Examinons donc si l'étude des principaux symptômes de la maladie de Parkinson pourra nous fournir quelques données à cet égard. En d'autres termes, ces symptômes sont-ils particuliers à la paralysie agitante ? Les retrouve-t-on au contraire dans d'autres affections des systèmes nerveux ou musculaire.

Tremblement.

Sans chercher à la définir, M. Fernet[1] retient surtout, des définitions plus ou moins défectueuses de Franck, Monneret et Fleury, Nysten, les caractères suivants : mouvement oscillatoire, involontaire, rapide, plus ou moins étendu, régulier, rythmique. La condition pathogénique du tremblement peut se trouver dans le muscle lui-même, dans les conditions de sa nutrition, ou dans le système nerveux (Fernet) ; mais, bien souvent, ces éléments étiologiques se trouvent mélangés de telle sorte qu'on a peine à faire la part de chacun d'eux. Les expériences faites sur les animaux, comme aussi les observations nécropsiques montrent combien sont vagues nos connaissances à cet égard.

Tel qu'il se présente dans la paralysie agitante, le tremblement a été décrit avec beaucoup de soin, comme étant un symptôme de premier ordre. C'est en effet le plus saillant dans la plupart des cas, mais il n'est pas constant. Aussi dans la forme fruste décrite par Boucher, le tremblement ne survient qu'assez tard, quelquefois même manque complètement. Ce phénomène n'est donc pas indispensable au diagnostic de la maladie de Parkinson ; de plus, il ne paraît spécial que lorsqu'il présente nettement les caractères que lui attribue M. Charcot, car nous le retrouvons avec des caractères variés dans un grand nombre d'affections[2].

[1] Fernet, *Des tremblements*. Thèse d'agrég., Paris 1872.

[2] Comme le fait remarquer M. Fernet, avant d'étudier dans sa thèse le siége des lésions des centres nerveux dans le tremblement, on a peu cherché, dans

On objectera peut-être qu'il affecte dans la paralysie agitante une forme particulière, mais on peut répondre que dans ce cas, le tremblement emprunte sa physionomie propre à l'aspect extérieur du malade, à cet état de raideur qui a pu faire comparer le corps à celui d'un « empalé », état que l'on retrouve chez les ma-

un certain nombre de maladies où se produit le tremblement, à éclairer sa pathogénie.

Voici une courte analyse des quelques résultats obtenus par les physiologistes et les cliniciens :

Injections de nicotine chez la grenouille; tremblement; « l'ablation du bulbe l'empêche de se produire. » (Vulpian, *Mém. de la Soc. de Biologie*, 1859).

M. Chauveau, dans ses recherches sur la chorée des chiens, qui paraît se rapprocher beaucoup du tremblement, pense que les masses encéphaliques proprement dites sont étrangères à la manifestation des convulsions choréiques et que la chorée « n'est qu'une manifestation morbide du pouvoir réflexe de l'axe médullaire. »

Dans des recherches publiées dans les *Arch. de physiologie* sur le tremblement intentionnel, M. Paternatzky, s'appuyant sur des expériences, pense que la lésion d'une certaine quantité de faisceaux des cordons antérieurs » et de la partie « la plus antérieure des cordons latéraux » joue un rôle principal dans la production du tremblement intentionnel. (J. Paternatzky. Trembl. intentionnel, *Arch. de phys.*, mai-juin 1881.)

Si l'on passe de l'expérimentation aux faits cliniques, on voit que la physiologie pathologique du tremblement n'est connue en aucune façon.

Dans une leçon faite à la Salpêtrière, en 1876, sur le tremblement sénile, M. Charcot constate que l'anatomie pathologique est muette sur son compte. (*Progrès méd. Du tremb. sénile*, Charcot, 1876, p. 815).

Le tremblement de la sclérose en plaques pourrait donner quelque indication si la lésion siégeait toujours dans les mêmes points ; mais comme on le constate dans toutes les formes de sclérose, on pourrait aussi bien le rapporter à la moelle qu'à l'encéphale et à l'isthme (Fernet, p. 88). On ne peut en dire davantage en passant successivement en revue les intoxications et les autres affections nerveuses.

L'altération des muscles (Zenker), dans les fièvres graves, explique les petits frémissements musculaires. Quelquefois on observe un véritable tremblement (Clément, Tremblement généralisé simulant la paralysie agitante, observé dans le cours d'une fièvre typhoïde. *Lyon Médical*, 1869, n° 26).

Pour Friedberg, *Traité des myopathies*, la paralysie agitante a son point de départ dans les muscles. Il compare les contractions fibrillaires de l'atrophie musculaire progressive au tremblement de la paralysie agitante qui ne lui paraît être qu'un degré plus avancé de ces contractions. Id. *Ibid.*

lades cités par M. Boucher, bien avant l'apparition du tremblement.

On ne peut donc attribuer une valeur symptomatique spéciale au tremblement alors que sa pathogénie est si peu connue, et qu'on le voit se produire sous les influences les plus diverses telles que sénilité, intoxications, lésions nerveuses multiples, lésions musculaires.

Propulsion et rétropulsion.

La propulsion et la rétropulsion que l'on rencontre dans nombre de cas de paralysie agitante, ont-elles quelque chose de plus caractéristique que le tremblement?

La physiologie ne nous apprend que fort peu de chose à l'égard de ces deux symptômes[1], et les faits cliniques prouvent que la tendance à la propulsion et à la rétropulsion est commune à la paralysie agitante et à un certain nombre d'autres affections du système nerveux.

En 1873, M. le professeur Pierret[3] publiait dans les *Archives de physiologie* une observation qui le prouve. Nous la reproduisons en supprimant ce qui se rapporte moins directement à notre sujet :

1 « Dans les expériences faites autrefois sur les propriétés des diverses portions de l'encéphale, Magendie et Flourens ont encore observé des mouvements de progression soit en avant soit en arrière.

« Le recul serait déterminé par la blessure *du pédoncule postérieur du cervelet;* il est toutefois difficile à produire.

« D'après Magendie, la *blessure des corps striés* déterminerait des mouvements de progression en avant.

« Nous avons vu arriver ces mouvements de progression irrésistibles en avant quand on asphyxie un animal, en lui liant la trachée, par exemple et en lui laissant la liberté des mouvements. Cl. Bernard, *Physiol. et Pathol. du Syst. nerv.*, 1858, p. 490.

2 A. Pierret, Note sur un cas de Sclérose primitive du faisceau médian des cordons postérieurs (tendance au recul et à la propulsion). *Arch. de Physiol.* 1873, p. 74.

Observation (Résumé). — Magninat. Bonne santé jusqu'à 22 ans. A cette époque elle éprouva des engourdissements et des fourmillements dans les bras et les jambes simultanément. Sensation de chaleur et de douleur profonde, céphalalgie, douleurs de reins et sentiment de constriction thoracique. Cinq ans après, (1860) troubles de la locomotion ; la malade est obligée de se servir d'une canne, a perdu la notion exacte de la résistance du sol. Rémission de peu de durée à la suite de cautères appliqués le long de la colonne vertébrale à la région lombaire.

La malade entrè en 1863 (Déc.) à la Salpêtrière, dans le service de M. Charcot. A cette époque, la sensibilité tactile semble diminuée à la plante des pieds, surtout à gauche. Pour avancer, la malade éprouve un mouvement de ressort qui la fait sautiller : enfin elle se lance en avant, faisant de petits pas et *poussée par une force invincible;* les pieds se détachent du sol avec peine, le gauche principalement... Quand elle veut aller en avant, elle se *sent, dit-elle, tirée en arrière* et *quelquefois à gauche*.

Veut-elle revenir sur ses pas, elle se tourne brusquement, tout d'une pièce, comme si elle était mue par un ressort.

En 1866, douleurs en ceinture ayant le caractère fulgurant. Un peu plus tard, douleurs analogues, à la partie antérieure de la cuisse... Sensibilité un peu émoussée aux membres inférieurs ; mais la notion de position des membres était conservée et les mouvements très réguliers..... Morte de pneumonie pendant le siège.

Autopsie du système nerveux. — A l'œil nu les centres nerveux paraissent absolument sains. L'examen microscopique permet de constater les détails suivants :

C'est dans les cordons postérieurs seuls que l'on rencontre *une sclérose* bien caractérisée ; cette altération occupe dans toute la hauteur de la moelle *la partie médiane des cordons postérieurs*.

« Si l'on étudie avec soin les faits d'ataxie locomotrice publiés jusqu'à ce jour, on est frappé d'y rencontrer assez souvent mentionnés, en tout ou en partie, ces phénomèmes sur lesquels nous voulons appeler l'attention. Aussi, *il n'est pas très rare* de voir des sujets ataxiques éprouver, outre les symptômes tabétiques proprement dits, tantôt un sentiment insolite de pesanteur dans les membres inférieurs *ou une tendance marquée au recul*, tantôt une fatigue considérable après la moindre promenade, une grande incertitude dans la station, ou même un sentiment *irrésistible de propulsion*, symptômes du genre de ceux qu'a présentés notre malade. »

A ce propos M. Pierret cite l'observation suivante de Duchenne (de Boulogne).

Obs. — Depuis 1836 une dame éprouve les douleurs horribles de l'ataxie locomotrice progressive. En 1851 la vue commence à s'affaiblir et s'est éteinte graduellement. En 1856, vingt ans après le début, elle oscillait étant debout, et était menacée de tomber si elle ne prenait un point d'appui. Elle ne pouvait *modérer son pas*, se *sentait poussée en avant par* une force invincible, et tout cela, quoiqu'elle sentît parfaitement le sol et quelle n'eût aucune diminution apparente de la sensibilité dans les membres inférieurs. Les troubles de coordination n'ont pas progressé.

Dans une note sur la pellagre et le typhus pellagreux, lue à l'Académie des sciences (27 oct. 1862), M. Billod fait remarquer que « la paralysie pellagreuse s'accompagne dans quelques cas d'un *sentiment de traction en arrière*, et dans quelques autres d'un défaut de coordination dans les mouvements, qui tendent à l'assimiler à l'ataxie locomotrice. »

M. Bouchard[1], qui fait cette citation, attribue ces symptômes à la lésion des cordons postérieurs.

Cette lésion des cordons postérieurs n'est pas la seule qui puisse produire les symptômes que nous étudions, et

[1] Bouchard, Recherches sur l'Anat. pathologique de la Pellagre. *Mém. de la Soc. de Biologie*, juin 1864, p. 51.

c'est aussi dans un cas d'atrophie musculaire progressive que M. Pierret[1] a noté le phénomène de rétropulsion.

Obs. (Rés.) — Suche Jean, entré le 9 février 1875 dans le service de M. le professeur Vulpian.

Le début remonte à six mois par de la *faiblesse* croissante des membres inférieurs avec *spasmes* musculaires légers, non douloureux. Grande hésitation dans la marche, les pieds frappaient fortement le sol et le malade trébuchait facilement dans l'obscurité. Au bout de quelque temps, les membres supérieurs commencèrent à se prendre, les forces s'épuisèrent. Au moment de son entrée, sensibilité intacte ; le malade sent bien les aspérités du sol.

La marche présente une particularité remarquable, il éprouve une grande peine à progresser en avant, le départ étant particulièrement difficile. Une fois lancé, il marche droit devant lui en élevant fortement les jambes et laissant pendre le pied dont la pointe touche souvent le sol. Cette attitude du pied rappelle la démarche des grands échassiers... la marche n'est possible qu'à l'aide d'un bâton : privé de ce soutien, le malade marche moins bien, et il arrive presque toujours qu'après avoir fait en avant quelques pas hésitants, il *est brusquement entraîné en arrière par un mouvement uniformément* accéléré, et tombe s'il n'est soutenu à temps.....

Autopsie. — Les dilacérations faites sur des échantillons empruntés aux différents muscles font reconnaître des altérations graves des fibres musculaires. Dans le jambier antérieur, celles-ci sont tellement altérées que la dilacération est devenue presque impossible. A force de patience, on peut toutefois isoler du sein d'un tissu conjonctif fibrillaire, des éléments musculaires presque méconnaissables. Dans le muscle jambier antérieur on ne trouve pour ainsi dire pas de fibres musculaires saines. Celles-ci étaient plus nombreuses quoique rares dans le diaphragme. Les autres muscles renfermaient plus de fibres saines que de malades,

[1] A. Pierret, Note sur un cas d'Atrophie musculaire progressive caractérisée au début par de la rétropulsion irrésistible. *Revue mensuelle*, 1877, p. 413.

celles-ci formant dans le muscle de petits faisceaux nettement isolés, que l'on ne rencontrait pas du premier coup...

Dans la moelle, lésions de l'atrophie musculaire.

Comme le fait remarquer M. Pierret (p. 414), l'analyse des faits de ce genre est très complexe, « car les causes de la rupture de l'équilibre musculaire sont multiples et peuvent être recherchées dans le muscle lui-même ou dans le système nerveux. De plus, et dans l'un et l'autre cas, on peut avoir affaire à une exagération ou à un affaiblissement des aptitudes fonctionnelles de l'élément contractile ou nerveux. »

A la suite de l'observation citée plus haut, M. Pierret ajoute :

« Si nous avons rapporté cette observation dans tous les détails, c'est principalement pour démontrer que dans certains cas la *rétropulsion* et probablement la *propulsion irrésistible* sont sous la *dépendance d'insuffisances musculaires* qui rendent impossible le travail constant d'équilibration sans lequel la station est impossible. Dans ces conditions, celle-ci devient incertaine et le corps, incessamment *sollicité par les muscles prédominants*, est souvent entraîné dans le sens de leur action sans que l'équilibre compromis puisse être rétabli par la contraction rapide des muscles dont le fonctionnement est altéré. C'est qu'en effet la conservation de l'équilibre dans la station nécessite à tout instant des actions musculaires compensatrices qui passent inaperçues tant qu'elles sont faibles, mais deviennent apparentes et souvent pénibles quand le centre de gravité a été brusquement et largement déplacé.

« Ce n'est pas d'ordinaire dans l'atrophie musculaire progressive que l'on observe le plus souvent ce phénomène d'impulsion irrésistible. On ne l'a guère noté que dans l'ataxie, la pellagre et la paralysie agitante. »

Pour ce qui concerne plus spécialement la paralysie agitante, M. Pierret propose l'explication suivante :

« On sait qu'un des caractères cliniques les plus remarquables de la maladie de Parkinson est cette raideur musculaire qui rend tout le corps immobile, comme empalé, et surtout la lenteur extrême des mouvements. Les malades, à un moment, ne peuvent exécuter aucun mouvement rapide; il semble qu'il y ait un obstacle interposé entre le muscle et le système nerveux central. Que l'influx soit retardé dans sa marche ou que le muscle soit lui-même devenu moins sensible à l'excitant physiologique, les mouvements ne se produisent qu'un temps très appréciable après la détermination prise[1].

« Or c'est à ce moment qu'on voit apparaître la propulsion et la rétropulsion... Que l'on suppose un de ces malades écarté si peu que ce soit de la position d'équilibre, il a immédiatement conscience de ces modifications et cherche à y remédier, car l'intelligence et la sensibilité sont intactes. Malheureusement si la *volonté est intervenue à temps, il s'en faut que le système musculaire obéisse assez vite;* le trouble de l'équilibre continue

[1] D'après les recherches de Mendelssohn, la période d'excitation latente à l'état normal chez l'homme étant de 0,006 à 0,008 de seconde, dans un cas de paralysie agitante, sept ans après le début, le temps perdu était de 0,017 de seconde à droite et de 0,012 à gauche. (Recherches cliniques sur la période d'excitation latente des muscles dans différentes maladies nerveuses. Mendelssohn, de Varsovie, *Arch. de Physiologie*, 1880, p. 193.)

donc à s'accentuer et, toujours incomplètement corrigé, il se poursuit, engendrant un mouvement uniformément accéléré, jusqu'à ce que le malade soit arrêté ou tombe. »

Tout en accordant une valeur relative aux différents symptômes que nous venons d'étudier, nous devons donc constater qu'ils n'ont rien de caractéristique dans la maladie de Parkinson, puisqu'ils sont souvent l'expression de lésions tout à fait différentes.

Il nous reste maintenant à étudier deux ordres de symptômes que nous réunissons à dessein pour essayer de faire ressortir plus facilement les rapports qu'ils peuvent avoir entre eux. Il s'agit des symptômes prodromiques et de l'état fonctionnel des muscles et des articulations, état qui se traduit par l'attitude spéciale des malades.

Période prodromique.

Les auteurs insistent peu sur les prodromes de la paralysie agitante, soit parce qu'ils ne considèrent pas ces symptômes comme constants, soit parce que les malades songent à peine à signaler ces malaises, ces « douleurs » qu'ils croient être le partage du plus grand nombre.

C'est ainsi que Parkinson ne signale qu'un léger sentiment de faiblesse et de la tendance au tremblement. Dans son article de la *Gazette hebdomadaire*, M. Charcot pense que dans la majorité des cas c'est le tremblement qui ouvre la scène morbide. « Mais il est fort possible, ajoute-t-il plus loin, qu'on ait omis de mentionner certains troubles morbides qui, à bon droit, auraient pu être relevés à titre de phénomènes prodromiques. » Il signale entre autres *symptômes accessoires* le cas de Romberg dans lequel des douleurs mobiles se manifestaient habituellement non seulement dans les parties atteintes de tremblement, mais aussi dans les parties indemnes. »

Dans un second fait du même auteur, « il s'agit d'une femme atteinte de tremblement de la main gauche et qui éprouvait des douleurs dans le pouce de cette main et dans le bras correspondant; ces douleurs qui paraissaient *être de nature rhumatismale* avaient précédé le tremblement. »

Chez une de ses malades, M. Charcot signale un vertige presque continuel qui dura un an et cessa avec le début du tremblement.

Dans ses leçons sur les maladies du système nerveux, le même auteur ne paraît pas leur attribuer beaucoup plus d'importance que dans son article de la *Gazette hebdomadaire*.

Cependant on retrouve ces symptômes prodromiques dans un grand nombre d'observations.

Dans l'observation III de Boucher, par exemple, on a noté pendant longtemps des douleurs erratiques, de la céphalalgie, de la constriction à l'épigastre; les jointures du membre supérieur devenaient raides ; la douleur et l'affaiblissement gagnent successivement les autres membres.

Dans l'observation VI le début se fait par des malaises, de la raideur, moins d'agilité. De temps en temps crampes douloureuses, douleurs sourdes, raideurs musculaires à la nuque, dans les reins et les épaules.

Observation VIII : Faiblesse, crampes qui font crier la malade.

Observation IX : Faiblesses, raideur, gêne des mouvements apparaissant à peu près en même temps que le tremblement.

Nous pourrions multiplier les observations. Comme on le voit, ces phénomènes sont toujours à peu près de même ordre : faiblesse dans les membres, maladresse dans les mouvements, douleurs rhumatoïdes, musculaires ou articulaires, crampes douloureuses, névralgies, etc. Ces symptômes peuvent précéder de beaucoup l'apparition du tremblement et persister longtemps sans changer de caractère [1].

A mesure que la maladie se manifeste, quelquefois même avant l'apparition du tremblement (cas frustes), le malade commence à prendre cette attitude si caractéristique dont nous avons déjà eu l'occasion de dire quelques mots.

Attitude du malade.

Nous citons textuellement la leçon de M. Charcot [2] :

« Nous appuierons actuellement sur un trait qui a échappé, croyons-nous, à Parkinson ainsi qu'à la plupart des auteurs qui l'ont suivi. Nous voulons parler de la rigidité que subissent, à une certaine époque de la maladie, les muscles des membres du tronc et le plus souvent aussi ceux du cou. Quand ce symptôme s'annonce, les

1 Il est entendu que l'on ne doit pas confondre les douleurs fulgurantes des tabétiques avec les douleurs dont nous parlons, ni oublier que l'ataxie peut se compliquer de douleurs persistantes qualifiées à tort de rhumatoïdes.

2 Charcot, *Leç. sur les mal. du syst. nerveux*, p. 169.

malades accusent des crampes suivies de raideur passagère, plus ou moins durable et s'exagérant par exacerbation. En général, les muscles fléchisseurs sont affectés les premiers et toujours au plus haut degré. La raideur musculaire devenue permanente, impose à ces malades, dans beaucoup de cas, une attitude toute particulière. Ainsi la tête, en vertu de la rigidité des muscles antérieurs du cou est fortement inclinée en avant. On la dirait fixée dans cette position, car ce n'est pas sans efforts que les malades parviennent à la porter en haut, à droite ou à gauche. Le tronc lui-même est presque toujours, dans la station debout, un peu penché en avant.

« L'attitude des membres supérieurs mérite d'être relevée. Habituellement les coudes sont tenus écartés faiblement du thorax, les avant-bras étant légèrement fléchis sur les bras. Les mains, fléchies sur les avant-bras, reposent sur la ceinture. A la longue, les mains, en raison de la rigidité permanente de certains muscles, *offrent des déformations* qu'il est bon de connaître parce que dans maintes circonstances elles ont rendu le diagnostic difficile. La plupart du temps, le pouce et l'index sont allongés et rapprochés l'un de l'autre comme pour tenir une plume à écrire. Les doigts médiocrement inclinés vers la paume de la main, sont déviés vers le bord cubital. Ils montrent en outre dans leurs diverses articulations une série de flexions et d'extensions alternatives, de manière à rappeler, *jusqu'à s'y méprendre*, certains types de déformation observés dans le *rhumatisme chronique progressif*.

« La distinction est cependant facile pour peu que l'on soit prévenu. Il n'y a pas, en effet, dans la paralysie agitante, la *tuméfaction* et la *rigidité articulaires*, non plus que les *bourrelets osseux* et les *craquements* que l'on observe dans le rhumatisme noueux[1]. »

Comme on le voit par ce qui précède, il y a pour M. Charcot, une différence notable entre les déformations de la paralysie agitante et celles du rhumatisme. Ceci nous amène à étudier de plus près les lésions anatomiques des muscles et des petites articulations dans la maladie de Parkinson en les comparant à celles du rhumatisme chronique.

On n'a fait encore que très peu de recherches dans ce sens et c'est à peine si l'on trouve quelques observations où soit indiqué l'état de ces organes.

Ordenstein signale (obs. I) une *altération granuleuse* avancée dans tous les muscles: dans la plupart des faisceaux primitifs on ne pouvait apercevoir la striation soit transversale soit longitudinale : pas d'altérations des nerfs sensitifs ou moteurs.

Dans un autre cas (obs. II) l'examen du biceps gauche montra que les faisceaux avaient subi une *dégénérescence granuleuse*... plus de striation transversale, rien dans les articulations des doigts, des poignets et des orteils.

Dans l'obs. III de Claveleira, on note que les muscles du bras, de l'avant-bras et de la main présentaient leur couleur normale; ceux de la cuisse étaient modérément pâles: les jumeaux moins colorés *ont paru un peu graisseux*. Aux genoux, injection assez vive de la synoviale.

1 Voir les planches des *Leçons sur le système nerveux;* celles des thèses d'Ordenstein et de Saint-Léger.

Dans sa thèse M. Raymond[1] dit que dans six autopsies de paralysie agitante, il n'a rien rencontré, soit du côté des muscles, soit du côté des articulations, pouvant expliquer la rigidité et cette sorte de soudure constatée chez les malades.

Dans toutes les autres observations consignées dans les ouvrages que nous avons pu consulter, on ne trouve aucune mention de l'état des muscles ou des articulations.

On peut donc à bon droit s'étonner qu'on se soit contenté d'un si petit nombre de faits pour établir le diagnostic différentiel des déformations du rhumatisme et de la maladie de Parkinson.

Dans les deux autopsies que nous avons eu l'occasion de voir pratiquer, l'une au laboratoire d'anatomie pathologique, l'autre à l'amphithéâtre de l'asile de Bron, nous avons pu examiner les muscles et les articulations.

Dans la première (cas de M. le professeur Teissier), les muscles et en particulier les masses sacro-lombaires, les muscles du dos et de la nuque ainsi que les extenseurs des doigts présentaient à l'œil nu une coloration d'un jaune pâle et comme lardacée. Cette coloration uniforme dans certains muscles du cou et du dos, se montrait ailleurs sous forme de petites taches. La consistance était ferme et élastique, la coupe un peu onduleuse. La dilacération ne fit voir que des fibres musculaires en voie de transformation fibreuse au milieu d'un tissu conjonctif hyperplasié. Cette altération n'était pas sans analogie avec ce que l'on observe dans les premières phases de

[1] Nous aurions voulu donner quelques détails sur ces six observations ; mais aucune autre indication n'étant donnée à leur sujet, nous sommes obligé, à notre grand regret, de nous en tenir à cette brève citation.

la paralysie pseudo-hypertrophique. A la coupe, on retrouve les altérations déjà décrites; pas de fibres granuleuses, peu de graisse, si ce n'est dans les interstices du tissu conjonctif. En somme il s'agit là d'une véritable cirrhose du muscle, débutant par des noyaux isolés [1].

Dans la seconde (cas de M. Pierret), au premier abord les muscles paraissaient avoir leur aspect et leur souplesse habituels. Cependant sur des dilacérations faites sur les différents muscles des avant-bras, nous avons pu constater qu'un certain nombre de fibres musculaires avaient subi la même transformation fibreuse. De plus une des petites articulations de la main, prise au hasard, offrait des altérations très nettes du cartilage articulaire, rappelant tous les caractères du rhumatisme chronique.

Ajoutons le cas suivant à nos deux observations :

M. Joffroy ayant eu, comme suppléant de M. Bouchard à Bicêtre, l'occasion de faire une autopsie de paralysie agitante, porta son attention, sur l'indication de M. Pierret, du côté du tissu musculaire et y trouva des altérations manifestes (communication orale de M. Pierret).

Est-il bien nécessaire, pour admettre la parenté d'une lésion articulaire ou musculaire avec le rhumatisme, que l'on ait constaté d'abord, comme semblerait le vouloir M. Boucher, « les différents phénomènes du rhumatisme articulaire aigu ou subaigu » ?

Il existe en effet une foule de degrés entre les manifestations extrêmes du rhumatisme; il peut s'attaquer

[1] M. Pierret pense que la présence au sein d'un muscle d'une série de petits îlots de tissu fibreux développé aux dépens des fibres musculaires ou des cloisons, met les faisceaux restés sains dans un état irrégulier de tension et favorise peut-être la production du tremblement.

de mille manières à une articulation, n'y laisser que peu ou point de traces, ou bien, laissant l'articulation proprement dite de côté, s'adresser aux tissus fibreux qui l'environnent (fausses ankyloses), aux aponévroses et aux tendons (rétractions), aux muscles (lumbago, torticolis)[1], à la peau ou enfin aux nerfs (névralgie trifaciale, sciatique), sans oublier les méninges et la névroglie.

Comme le dit M. Besnier[2], « il est assez facile de contester la nature rhumatismale d'un certain nombre de manifestations, toutes les fois qu'elles ne coïncident pas avec des manifestations rhumatismales avérées, mais ce serait une faute en pratique de ne pas rattacher à un état général, qui est ordinairement le rhumatisme ou plus vaguement l'état arthritique, l'origine la plus habituelle de l'affection *douloureuse des muscles* et de leurs dépendances *fibreuses, aponévrotiques, périostiques.* »

Si donc on rencontrait chez les malades atteints de paralysie agitante quelques lésions pouvant par leur nature se rattacher à la diathèse rhumatismale, on devrait réfléchir à deux fois avant de les en séparer, et grouper, au contraire, tous les documents qui peuvent permettre de trancher la question d'une manière ou d'une autre. Après nous être adressé à l'anatomie pathologique, cherchons maintenant de nouveaux arguments dans l'étiologie.

[1] « Le rhumatisme musculaire, dit Pidoux, n'est souvent que l'arthritis sous sa forme la plus simple et la plus élémentaire. » (Cité par Besnier.)

[2] Besnier, art. Rhumatisme du *Dict. encyclop.*

CHAPITRE IV

ÉTIOLOGIE

Les principaux facteurs étiologiques invoqués jusqu'ici sont l'émotion, le froid humide, le traumatisme et enfin l'hérédité. On cite en effet un assez grand nombre d'observations qui peuvent se rattacher à l'une de ces causes; mais la valeur qu'on leur accorde est bien différente selon les auteurs.

Prenons par exemple les *émotions morales vives*. On ne peut nier leur influence, et tous ceux qui ont écrit sur la paralysie agitante citent à l'appui l'observation de la femme d'un garde municipal qui, voyant revenir seul le cheval de son mari, se mit à trembler presque aussitôt (Charcot); celle d'un homme réveillé brusquement par un coup de tonnerre (van Swieten); quelques cas de Kohts [1], causés par la frayeur du bombardement de Strasbourg, etc.

Ces faits eux-mêmes, si concluants qu'il paraissent,

[1] Kohts, *Berliner klin. Wochenschrift*, 1873, n° 24.

n'en laissent pas moins quelques doutes à certains auteurs.

Ainsi pour Leroux[1] (p. 11), *la cause morale* ne paraît jouer *qu'un rôle déterminant* qui hâte le développement d'une maladie en puissance : il lui semble difficile que l'ébranlement nerveux puisse créer la maladie de toutes pièces. Il cite à ce propos l'observation d'une femme atteinte de paralysie agitante à la suite d'une émotion, mais chez laquelle on avait noté des antécédents héréditaires (Obs. V, p. 44).

Pour ce qui est du *traumatisme*, on peut, croyons-nous et pour les mêmes raisons, lui appliquer mot pour mot ce que nous venons de dire des émotions morales, au moins dans un grand nombre de cas.

Nous arrivons au *froid humide et au rhumatisme*, auxquels on n'attribue généralement qu'une médiocre importance. Ainsi en 1861, MM. Charcot et Vulpian[2], aux observations dans lesquelles était noté le froid humide, ajoutent les réflexions suivantes :

« Nous ne croyons pas, disent-ils, que la paralysie agitante ait été jusqu'ici rencontrée en connexion évidente avec quelques-unes des grandes maladies constitutionnelles. Le *rhumatisme chronique*, il est vrai, a été signalé par quelques auteurs comme affection antécédente ou concomitante : faute de détails circonstanciés, il est impossible de préciser ce que ces auteurs ont, en pareil cas, entendu désigner par cette dénomination de rhumatisme ; il est fort probable toutefois qu'ils ont fait allusion à ces douleurs musculaires plus ou moins vagues,

[1] Leroux, thèse de Paris, 1880.
[2] Charcot et Vulpian, *loc. cit.*

qui compliquent en effet quelquefois la paralysie agitante et qui comme elle peuvent dériver de l'impression du froid humide. Mais ces affections rhumatoïdes sont loin de constituer les caractères positifs de la diathèse rhumatismale, et pour permettre à l'avenir de décider si la paralysie agitante est liée à cette diathèse par quelques rapports de connexité, il faudrait de toute nécessité que celle-ci se traduisît par des manifestations moins équivoques, qu'elle se montrât par exemple sous l'une des formes variées de l'arthro-rhumatisme aigu ou chronique. »

L'opinion de M. Charcot ne paraît pas s'être modifiée depuis ce temps, car dans ses *Leçons sur les maladies du système nerveux*, au chapitre de l'étiologie, nous trouvons ce qui suit :

« Notons en second lieu l'action du froid humide longtemps prolongé, action qui aux yeux de quelques auteurs suffit pour faire admettre l'origine rhumatismale. Une circonstance importante plaide contre cette explication, c'est que les formes du rhumatisme articulaire aigu ou chronique se montrent rarement soit avant l'éclosion de la maladie, soit pendant son cours. *Tout au plus* remarque-t-on parfois dans les cas où l'*influence étiologique du froid* a pu être invoquée, des *douleurs rhumatoïdes* ou névralgiques vagues. »

Ordenstein exprime les mêmes idées.

Boucher ne pense pas que dans l'état actuel de la science « on puisse admettre entre le rhumatisme et la maladie de Parkinson une relation de cause à effet. »

M. Fernet (art. du Dictionnaire) donne les mêmes conclusions.

Malgré ces affirmations, une étude plus approfondie

s'impose, d'autant plus qu'en se multipliant, les observations apportent chaque jour un appoint plus considérable à l'étiologie rhumatismale de la maladie de Parkinson. La persistance avec laquelle les auteurs s'occupent de ce côté de la question, même pour en nier l'influence, prouve que cet élément étiologique a son importance et n'est pas sans laisser un doute sérieux à l'esprit.

Un récent travail de Denombré [1] montre une certaine tendance à rendre au rhumatisme et à la diathèse dont il est la manifestation, la place qu'il nous semble mériter dans l'étiologie de la maladie de Parkinson : en voici les conclusions :

« Il résulte de ce que nous venons de voir et des renseignements que fournit l'étude des antécédents héréditaires et personnels des malades, que l'*état névropathique* d'une part et la *constitution arthritique* de l'autre, semblent avoir une influence notable sur le développement de la paralysie agitante. Quelques cliniciens parmi lesquels M. le professeur Ball, admettent même une forme rhumatismale de la maladie de Parkinson. » Plus loin : « Le froid humide paraît avoir plus d'influence encore que le froid sec, et c'est dans les pays où le climat remplit la première de ces deux conditions que la maladie se montre avec la plus grande fréquence. C'est ainsi que d'après Saunders elle se rencontre plus souvent qu'ailleurs en Angleterre et dans l'Amérique du Nord [2]. Le froid humide accidentel semble avoir aussi une action à l'appui de

[1] Denombré, thèse citée.

[2] M. Charcot pense qu'il y a quelque raison de croire que la race anglo-saxonne est préférablement affectée de cette maladie. Il ne nous paraît pas impossible de mettre cette fréquence sur le compte du climat de ces pays, où le rhumatisme trouve une place très importante dans le cadre nosologique.

laquelle on peut citer un certain nombre d'observations :

L'auteur se croit autorisé par les faits « à tenter, à titre d'essai, » de diviser les cas actuellement connus en trois catégories :

1° Dans la première se rangent les sujets nerveux et souvent héréditairement prédisposés (forme névropathique).

2° La seconde catégorie pourrait être désignée sous le nom *de paralysie agitante rhumatismale*. Les sujets qui en sont frappés ont présenté les *manifestations diverses de l'arthritis* ou sont *héréditairement prédisposés* à cette maladie constitutionnelle. Chez eux l'affection débute insidieusement, progresse lentement et semble se caractériser par la prédominance de la raideur musculaire et des troubles de la sensibilité...

Il y a loin, comme on le voit, de cette classification, à ce ce que nous citions plus haut. On doit même s'étonner que devant l'évidence des faits on ne soit pas arrivé plus tôt à des conclusions de ce genre, car dans tout ce qui a été écrit sur la maladie de Parkinson, on retrouve à chaque page, pour ainsi dire, soit le froid humide, soit quelque manifestation antérieure du rhumatisme, chez le malade ou chez ses ascendants.

Nous avons réuni à dessein à la fin de notre travail un certain nombre de faits pris çà et là dans les auteurs, et qui viennent à l'appui de ce que nous avançons.

Nous ne citerons ici que l'observation suivante, communiquée par M. le Dr Fea, ancien chef de clinique des maladies mentales, à M. Pierret, qui avait vu la malade en consultation avec lui.

Observation. — Femme T., 70 ans, réglée à 14 ans, ménopause à 45, la menstruation a toujours été régulière; un accouchement normal à 24 ans ; très bonne santé jusqu'à l'âge de 30 ans. A cette époque elle habitait la place Bellecour et vit son habitation envahie par l'eau de la Saône. Néanmoins elle ne quitte pas la chambre submergée et couche dans une soupente qui se trouvait au-dessus du niveau de l'eau. A la suite de cette inondation, son habitation reste très humide et elle y séjourne encore pendant huit mois. *Dès les premiers temps de ce séjour dans l'humidité* et pour la première fois de sa vie, elle éprouve *des douleurs* dans la région lombaire : ces douleurs ne l'ont jamais quittée. Elle les ressentait soit pendant les grandes chaleurs, soit surtout pendant les temps humides et elle prétend qu'elle pouvait même prédire la pluie par les exacerbations douloureuses qu'elle ressentait. Ces douleurs sont *restées localisées dans la région lombaire* jusqu'à il y a deux ans environ. Elles n'ont jamais touché les articulations, jamais les attaches tendineuses ni les muscles d'autres régions que les lombes. Elles ne s'accompagnent pas d'irradiations en ceinture ou dans les membres inférieurs.

La malade n'a jamais constaté de gravier ni de sable dans ses urines. Les digestions étaient habituellement bonnes.

Il y a trois ans, on remarque que lorsque les douleurs lombaires apparaissent, la malade éprouve *un peu de tremblement;* mais ce symptôme nouveau ne fixe vivement l'attention par son importance qu'il y a deux ans. A cette même époque, les *douleurs s'irradient dans les membres* sous forme de lancées très vives et très pénibles. Mais on ne peut les localiser dans les régions articulaires. Les articulations des doigts en particulier qui présentent de la déformation n'ont pas été douloureuses. A partir de cette époque, c'est-à-dire il y a deux ans, le tremblement augmente et devient caractéristique. Jamais de rétropulsion ni de propulsion. Désir de changer de place, impatiences; les douleurs sont à peu près constantes, et c'est lorsqu'elles s'exercent que les troubles moteurs sont également à leur maximum. Affaiblissement progressif.

Depuis dix-huit mois environ, surviennent des troubles psychiques; la malade est inquiète, méfiante, angoissée. Elle a peur de tout ce qui est nouveau autour d'elle, refuse certains médicaments dans la crainte d'être empoisonnée, se méfie de certaines pharmacies, de certains aliments. Elle a même quelques idées délirantes, mais non systématisées. En résumé, sa modalité intellectuelle porte l'empreinte de l'appréhension et de l'angoisse.

Les fonctions digestives, languissantes il y a deux ans, sont devenues très actives; elle mange plus qu'en étant en bonne santé.

Actuellement, l'examen est rendu impossible par cet état de méfiance signalé plus haut. Elle se refuse à l'examen de la sensibilité, du cœur et de la poitrine. C'est à peine si elle permet d'examiner *ses doigts* qui présentent, au niveau des articulations, des *nodosités de petite dimension* avec déviation latérale des dernières phalanges.

La faiblesse est devenue extrême : les mouvements sont lents et entravés par le tremblement, qui est à peu près continu aux membres supérieurs, avec paroxysmes.

Les douleurs sont très vives, ont toujours pour centre principal la région lombaire, mais s'irradient dans toute la continuité des membres. A peu près continues, elles prennent par moment une acuité très vive; alors le tremblement est plus accusé et les troubles psychiques s'exagèrent.

Tout autre examen plus détaillé est impossible, la malade s'y refusant complètement. Appétit exagéré, selles normales, amaigrissement très accusé.

Comme on le voit, l'étiologie est ici on ne peut plus évidente, ainsi que la nature des symptômes prodromiques qui ont précédé l'apparition du tremblement.

Loin de nous la pensée de vouloir appliquer cet élément étiologique à tous les cas; mais si l'on retire des faits connus de paralysie agitante les cas se rapportant à d'autres lésions du système nerveux (sclérose médullaire par exemple), si d'autre part on considère que dans un certain nombre de cas où le traumatisme et l'émotion morale ont été invoqués, on peut y ajouter aux antécédents soit le froid humide soit quelque manifestation de la diathèse rhumatismale, il reste alors une part assez large au rhumatisme. Nous devrions plutôt dire à l'arthritisme, car le rhumatisme articulaire avec ses diverses formes n'est pas la seule manifestation de cette diathèse, et l'on aurait tort de vouloir en faire la caractéristique. Tous les cliniciens savent l'importance de la recherche des états diathésiques dans les maladies. Faute d'attention de ce côté, l'on peut tomber dans de graves erreurs, qui se traduisent malheureusement par l'impuissance plus ou moins complète de la thérapeutique.

En résumé, on doit se baser, pour affirmer la fréquence de l'origine rhumatismale de la paralysie agitante, sur l'existence, dans bien des cas, d'antécédents héréditaires ou personnels caractérisés non seulement par du rhumatisme aigu ou chronique, mais aussi par des manifestations regardées comme dépendant directement de l'arthritisme, éruptions cutanées, *rhumatisme fibreux*, névralgies, lumbago, hémorrhoïdes, etc.

En regard de cette donnée on peut placer le doute dans lequel on tombe lorsqu'il s'agit d'affirmer l'origine purement nerveuse ou traumatique de la paralysie agitante[1].

Enfin, les lésions anatomiques que nous avons pu constater étant tout à fait semblables à celles du rhumatisme, viennent encore prêter leur appui à ce que nous avançons.

[1] Voir, entre autres, l'Obs. VIII, où se rencontrent les trois éléments étiologiques : humidité, traumatisme, émotion.

CHAPITRE V

TRAITEMENT

Affirmer la nature diathésique d'un certain nombre de cas de paralysie agitante, c'est en même temps indiquer la voie que le médecin doit suivre dans leur traitement.

En l'absence d'indication causale, l'emploi d'une thérapeutique raisonnée restait impossible, et l'on conçoit sans peine que les médications les plus variées aient été appliquées à la maladie de Parkinson.

Aussi le résultat général est-il que l'on peut, en dernière analyse, citer à l'actif de chaque médicament quelque amélioration, voire même de très rares guérisons, car malgré la gravité habituelle de son pronostic, il est incontestable que la paralysie agitante guérit quelquefois.

Si nous parcourons la liste des substances employées, nous voyons côte à côte une foule de substances n'ayant entre elles aucune analogie d'action.

Tels sont : le sous-carbonate de fer (Éliotson, un succès), le chlorure de baryum (Brown-Sequard, amélioration); la jusquiame (Bence Jones et Charcot, amélioration); l'opium, le bromure de potassium, le chloral, l'ergot de seigle, la belladone, la fève de Calabar, la strychnine, le nitrate d'argent, puis l'iodure de potassium (Villemin, guérison); le bromure de camphre, les injections de morphine, de curare et d'arsenic; en dernier lieu enfin les toniques, l'hydrothérapie, les bains chauds, sulfureux, les courants continus, qui ont produit quelques succès.

Il est difficile de s'expliquer quel mobile a pu faire employer dans une même maladie, des substances dont l'action thérapeutique est si disparate. Toutefois une analyse attentive des faits permet d'expliquer le succès momentané ou définitif de quelques-unes de ces substances.

S'il existe, comme nous le croyons, plusieurs formes de paralysie agitante, à points de départ différents, à éléments diathésiques variés, il est clair que le médecin, en présence d'un cas de ce genre, devra s'attacher à en élucider la genèse, afin de puiser dans la cause elle-même des indications thérapeutiques sérieuses.

En jetant un coup d'œil sur l'action des médicaments dont nous avons donné la fastidieuse nomenclature, on voit que ceux qui peuvent à bon droit revendiquer quelques succès sont :

Les toniques (sous-carbonate de fer), Eliotson.

L'iodure de potassium (Vulpian et Hardy; Villemin, dont nous citons plus loin l'observation ; les bains sulfureux (Canstadt), joints à l'iodure de potassium (Axenfeld); l'hydrothérapie. Employée dans cinq cas à Néris par le Dr de Ranse[1], elle a produit deux améliorations du tremblement. Citons enfin l'électricité sous forme de courants continus (Reynolds, Remak, Benedikt). Nous devons ajouter que parfois ces médicaments ont eu des insuccès notoires, de telle sorte que les auteurs se sont demandé si, dans les cas de réussite, la guérison n'était pas survenue spontanément plutôt que sous l'influence médicatrice.

Nous pensons qu'il est nécessaire, pour le traitement de la paralysie agitante, de poursuivre la division que nous avons établie pour la question étiologique[2].

Nous partagerons donc la maladie de Parkinson, au point de vue thérapeutique, en deux classes :

La première comprendra les cas qui dépendent nette-

[1] De Ranse, *Clinique thermo-minérale de Néris*, 1876.

[2] Nous extrayons du *Lyon médical* (17 juillet 1881) l'appréciation suivante donnée par M. le Dr Clément au sujet de la communication de M. Pierret :

M. Clément. « J'approuve M. Pierret d'avoir cherché à diviser en catégories le groupe des paralysies agitantes ; c'est une voie féconde où nous devons nous engager. Sans oublier le rôle capital joué par les émotions dans l'étiologie de cette affection, exemple, le célèbre cas cité par Charcot : la femme du gendarme qui voit revenir le cheval de son mari après une émeute où le gendarme avait été désarçonné et qui prit une paralysie agitante, sans oublier ces faits, dis-je, je suis disposé à accepter le commencement de preuve apporté par M. Pierret pour établir la nature rhumatismale de cette affection.

« Chez un de mes malades où je supposais une lésion incurable des centres nerveux, la guérison survint, et je puis me l'expliquer maintenant avec ce que M. Pierret vient de nous apprendre. Cet homme entra dans mon service après une fièvre typhoïde qu'il venait d'éprouver à Montpellier ; il offrait des désordres graves de la motilité, la propulsion en avant était des plus accentuées, il y avait des contractures musculaires, de la paralysie agitante et un état comateux prononcé. Malgré cette apparente gravité, il guérit complétement après un séjour de six mois dans mon service. Je crois aujourd'hui que cet homme, au lieu d'avoir une lésion des centres nerveux, présentait la sclérose interstitielle des muscles que vient de signaler M. Pierret.

« On voit, par là, où peuvent aboutir les recherches de ce professeur, puisqu'elles peuvent faire dans bien des cas modifier favorablement notre pronostic. »

ment de lésions du système nerveux, si tant est que ces cas existent indépendants de toute autre cause. Ils pourront être considérés, jusqu'à nouvel ordre, comme étant en dehors de toute action thérapeutique.

Dans la seconde se rangent tous les cas relevant à un titre quelconque de la diathèse rhumatismale, telle qu'on peut la concevoir avec les auteurs les plus autorisés.

C'est ici le lieu de faire remarquer que les agents médicamenteux qui ont paru le mieux réussir sont *précisément* ceux que l'on considère à juste titre comme *les modificateurs du rhumatisme*.

Mais, dira-t-on, ces médicaments eux-mêmes ont eu de nombreux insuccès; la réponse à cette objection peut être appliquée indifféremment à une foule de lésions anatomiques. Mais, pour ce qui intéresse spécialement notre sujet, nous dirons : tant qu'une lésion anatomique n'est pas assez intense ou assez uniformément répandue pour entraver définitivement une fonction, la thérapeutique a une action à peu près certaine, sinon pour faire rétrograder le processus, au moins pour l'entraver dans sa marche. Mais il arrive un moment où la fonction est rendue impossible par l'étendue des lésions, et c'est précisément ce qui arrive pour nombre de malades qui ne viennent souvent s'adresser au médecin que longtemps après le début *réel* de la maladie et lorsque celle-ci a produit des dégâts irrémédiables.

Il faut donc s'attendre à des résultats négatifs dans un certain nombre de cas, et ne pas mettre sur le compte du médicament un insuccès qui dépend de la nature d'une lésion devenue incurable.

Nous pensons qu'il ne sera pas inutile de citer l'observation suivante où le traitement a été d'une efficacité incontestable :

Obs. Rés. (M. Villemin). — *Recueil de mémoires de médec. milit.* 1871, t. XXV, p. 116.) — Ulmer, 30 ans. Séjour au Mexique; pas de syphilis. En 1865 il commença, dit-il, de ressentir des douleurs dans l'épaule, le bras et la jambe droite avec des maux de tête persistants. Rentré en France en 1867, ses douleurs allèrent en augmentant. Envoyé à Bourbonne en 1869 pour *douleurs rhumatismales*, aucun changement. La même année, en septembre, pendant une faction, il ressentit pour la première fois de petits tremblements dans le bras. Entre à l'hôpital.

Inutilité du bromure de potassium, de l'hydrothérapie, de l'azotate d'argent.

Soumis à l'usage de l'iodure de potassium à 3 grammes par jour, un amendement sensible n'a pas tardé à être remarqué. L'agitation de la tête a commencé à diminuer progressivement, elle était entièrement suspendue au bout de trois semaines, la sensibilité avait aussi légèrement reparu dans le bras droit; le malade réformé a voulu sortir de l'hôpital.

Nous pouvons ajouter à ce fait l'observation XI (voir p. 55).

Un de nos maîtres, M. le Dr Lacour, a bien voulu nous communiquer l'observation suivante. Nous y joignons un cas observé par nous à l'hôpital de la Croix-Rousse dans le service de M. le Dr Laure qui veut bien nous autoriser à le publier.

Dans les deux cas, il s'agit de tremblement avec douleurs rhumatoïdes survenues sous l'influence du froid et de l'humidité. Sans aller jusqu'à dire que ce sont des paralysies agitantes, nous ferons remarquer l'étiologie, la nature de quelques-uns des symptômes et surtout l'efficacité du traitement.

Obs. (M. le Dr Lacour.) — Je fus appelé, il y a environ quatre ans, dans les environs de Lyon pour donner mes soins à un Anglais, mécanicien dans une usine. Depuis deux mois il avait perdu ses forces, il était las, *raide*, harassé. Dupuis un mois il avait été pris d'un tremblement du membre supérieur droit, de sensations de fourmillements dans le bras gauche et d'une difficulté extrême dans la marche. Dès qu'il était au lit, tous les symptômes cessaient, sauf les *douleurs rhumatoïdes* qui paraissaient siéger le long des faisceaux musculaires des membres inférieurs et du membre supérieur droit. Soutenu hors du lit par deux personnes, il serait tombé en avant et du côté droit s'il n'eût été retenu.

Cet homme âgé de 50 ans était d'une constitution vigoureuse, habitait un logement sain; pas de privations ni d'excès d'aucune sorte, pas d'antécédents syphilitiques. Notons que son atelier situé au rez-de-chaussée, était exposé *à des vapeurs humides* provenant du voisinage immédiat d'une teinturerie.

Le malade n'avait été soumis jusque-là qu'à l'usage de bromure de potassium. Je conseillai l'usage de l'eau de Vichy (Lardy), du quinquina et de douches d'eau chaude prolongées pendant dix minutes auxquelles on faisait succéder une douche froide brisée de bas en haut et de trente à quarante secondes seulement. Après la quatrième douche, l'amélioration était évidente, le tremblement du membre supérieur droit avait disparu, la marche était devenue moins difficile. Après la quatorzième douche, le malade reprenait son travail.

Sur mes conseils il quitta sa profession pour éviter la récidive. La guérison s'est maintenue depuis.

Obs. Rés. (M. le Dr Laure). — Borg..., âgée de 58 ans, rien à noter dans les antécédents héréditaires. Excellente santé habituelle. Lumbago à 35 ans; de temps en temps quelques douleurs vagues dans les reins. Il y a deux ans, étant sans ouvrage, elle alla laver au Rhône pendant trois mois d'hiver; pas de douleurs à cette époque. Un an après, en août 1880, raideurs dans les doigts qui se fléchissent comme en fuseau, quelques fourmillements, douleurs du poignet. Ces douleurs, dit la malade, s'accentuèrent encore à la suite d'un refroidissement; elle dit qu'elle ne sentait pas le bout de ses doigts, enfin elle entre à l'hôpital de la Croix-Rousse, le 10 novembre. Quelque temps après son entrée elle commença, sans cause connue, à trembler des deux mains, le tremblement était continuel pendant le jour, mais n'a jamais empêché la malade de tricoter. Depuis ce temps, çà et là, des douleurs articulaires. Léger embarras de la parole.

La malade traitée par le salycilate de soude, les bains sulfureux, les badigeonnages iodés, vit son état s'améliorer.

A la date du 24 juin, le tremblement avait disparu en grande partie.

Le bromure de potassium donné au début n'a amené aucun changement.

CONCLUSIONS

Pour résumer en quelques lignes les pages qu'on vient de lire, nous dirons que la paralysie agitante n'existe pas en tant qu'affection indépendante, qu'il existe plutôt des *paralysies agitantes* à pathogénie différente. La preuve de ce manque d'unité de la maladie de Parkinson ressort de l'étude des symptômes et de l'anatomie pathologique. Le démembrement de cette affection, séparée de la chorée (Germain Sée), de la sclérose en plaques (Charcot), n'est donc pas encore achevé. Certaines formes d'ataxie locomotrice peuvent en être dès à présent isolées.

L'étude des prodromes et des fonctions musculaires jointe à celle de l'étiologie permet de croire qu'il est un certain nombre de paralysies agitantes d'origine nettement rhumatismale.

Ces dernières, en raison de leur nature diathésique, sont susceptibles d'être améliorées et même guéries par un traitement rationnel s'adressant à la diathèse rhumatismale.

OBSERVATIONS

Observation I[1]. Résumé (Hillairet). — André X., 60 ans, marinier; tempérament sanguin, forte constitution : de 10 à 28 ans, migraines fréquentes. Il y a quelques années, lumbago de quinze jours de durée. A part cela, aucune affection rhumatique.

Obs. II[2]. — Nous avons observé, dit Romberg, chez un portier âgé de 37 ans, un tremblement paralytique qui s'est limité à une moitié du corps. Un traitement (sangsues à l'anus, bains sulfureux) institué en vue de la suppression d'un flux hémorrhoïdal qui eut lieu il y a quelques années, parut d'abord suivi d'un bon effet, car le tremblement avait diminué ; mais l'amélioration ne fut que passagère. Plus tard, en raison de la *nature rhumatique* des douleurs et du soulagement que procuraient au malade les sueurs abondantes, on eut recours aux bains de vapeur, mais sans effet marqué (Romberg, *Klinische Ergebnisse*, p. 59, Berlin, 1846).

Obs. III[3]. Rés. (W. Gull). — Il s'agit d'un homme de 45 ans qui par un temps froid d'octobre, deux ans auparavant, fut fort mouillé

[1] Charcot et Vulpian. *Gaz. hebd*, 1861.
[2] Id., ibid.
[3] Id., ibid.

et resta avec ses habits trempés, assis pendant longtemps dans un café. Au sortir du café, cet homme monta dans un bateau à vapeur et demeura toute la nuit sur le pont. Le lendemain il pouvait à peine marcher, tant ses membres étaient raides; au bout de quatre jours sa main commença à trembler.

Obs. IV[1]. (Romberg.) Soldat en sueur, dépouillé de ses vêtements et resté plusieurs heures sur la terre humide.

Obs. V. (Joffroy, *Arch. de phy.*, obs. III).— Poitrinet, 68 ans, femme de ménage; vagues renseignements sur le développement de la maladie. Le début aurait été subit, et tout d'abord les crampes auraient prédominé; le tremblement ne serait apparu que plus tard. La pancarte d'admission porte *rhumatisme goutteux;* déformation des mains et flexion des membres inférieurs[2].

Obs. VI[3]. Rés. (Service de M. Hardy). — Cather. M., 33 ans. A 16 ans, *rhumatisme articulaire aigu généralisé*, habitation humide. A 27 ans, à la suite d'une colère, tremblement passager. Six semaines après, sans cause connue, surviennent des douleurs dans le cou de pied gauche, douleurs comparables à des crampes, douleurs lancinantes de la face externe du bras. Tremblement passager. A 30 ans, refroidissement et nouvelle attaque de rhumatisme articulaire aigu, tremblement, etc.

Obs. VII[4]. Rés. (Bourneville et Claveleira). — Marie-Anne Perd., 74 ans, cuisinière. A 48 ans, quelques douleurs dans les coudes durant une huitaine de jours. Mère très nerveuse. Début il y a un an par affaiblissement des membres. Depuis deux ans, c'est-à-dire un an avant le tremblement, crampes dans les mollets, les cuisses, les pieds; depuis deux mois, douleur dans les talons. Chambre froide.

1 Charcot et Vulpian, *Gaz. hebd.*, 1861.

2 Pour M. Joffroy, le cas est complexe à cause de la netteté des caractères du rhumatisme chronique. L'autopsie ne donne aucun renseignement sur l'état des muscles et des articulations.

3 Thèse Claveleira, Obs. I, p. 10.

4 Id., ibid., Obs. II.

Obs. VIII[1]. Rés. (Demange). — Élisabeth F., 57 ans, journalière. Depuis huit ans habitation humide; il y a trois ans, elle s'enfonce une épine sous l'annulaire droit : panaris. Quelques mois après, sans cause connue, survient le tremblement de la main droite. A la suite d'une grande frayeur il gagne la jambe et le pied droits. Inutilité du bromure de camphre.

Obs. IX[2]. Rés. (M. Charcot). M. R., associé d'une maison de tapisserie, 47 ans. A demeuré de longues années dans un *bureau humide*, il insiste beaucoup comme cause sur de grands tracas qu'il aurait eus. Il y a quatre ans, douleur de tête très vive du côté gauche, paroxystique, s'accompagnant de rougeur intense de l'œil gauche. A plusieurs reprises, il y a 12-15 ans, *douleurs articulaires* de faible intensité. Début de la maladie actuelle par de la faiblesse du pouce de la main gauche. Attitude générale, propulsion, etc. Le tremblement ne survient que plus tard.

Obs. X[3]. Rés. (M. Charcot). Mme G., 40 ans, professeur de gymnastique dans un établissement hydrothérapique. Il y a vingt ans *rhumatisme articulaire* aigu. Début en 1871 par certain malaise indéfinissable; devenue moins alerte, incapable d'exécuter des mouvements rapides; crampes douloureuses des orteils ; douleurs sourdes et raideur musculaire à la nuque, dans les reins et parfois aux épaules. Il y a six mois, salivation considérable, diminuée par l'hyosciamine. Attitude raide et empesée, doigts fléchis, poignets un peu étendus, la volonté peut modifier cette attitude non sans efforts; pas de tremblement.

Obs. XI[4]. Rés. (serv. de M. Duguet). Pierre D., maître maçon, 54 ans. Aucun antécédent pathologique. En 1870, pertes d'argent et émotions morales; est obligé d'habiter un logement froid et humide. Menacé de mort le 20 mai, pendant la Commune, quelques jours après il s'aperçoit que ses deux mains tremblent. Sensation de faiblesse et de gêne dans les membres, raideur des

1 *Revue médicale de l'Est*, 1875, p. 281.
2 Thèse de Boucher, Obs. VI.
3 Id., Obs. VII.
4 Id., Obs. IX.

reins et des membres. La douleur s'étend des reins au dos et au cou. Il accuse nettement la *raideur et la dureté* des membres. Eczéma ancien de la jambe droite.

Soumis à un traitement par les bains sulfureux et l'iodure de potassium.

Amélioration sensible depuis son entrée. Le tremblement surtout a notablement diminué, moins de rigidité musculaire.

Les mouvements sont plus faciles, *il se dessoude.*

Obs. XII[1]. Rés. (Lasègue). — Bac... cinquante et un ans; pas d'hérédité, a couché pendant dix-huit mois sur la terre humide, et habité quatre mois un rez-de-chaussée humide; jamais de douleurs. En 1870, douleur aiguë au pli de l'aine, qui persiste à l'état subaigu pendant longtemps. En 1871 le bras gauche commence à trembler.

Obs. XIII[2]. Rés. — Ré., soixante ans, sellier; pas d'hérédité, contusion et douleur à l'épaule droite. Trois ans après, en se réveillant il sent dans l'épaule droite et le côté correspondant du cou une douleur qu'il prit d'abord pour un torticolis résultant d'une fausse position pendant le sommeil. La douleur persista malgré des bains de vapeur et des frictions. La douleur gagne le bras, puis l'avant-bras et à mesure qu'elle se rapproche de la main, son intensité diminue à partir du cou. En trois séances de courants continus la douleur disparaît. Huit mois de bonne santé, et apparition du tremblement sans que rien de nouveau ne l'ait précédé.

Obs. XIV[3]. Rés. (Charcot. — F. Victorine, soixante-deux ans; habitation humide, privations, hémiplégie, entorse, émotion. douleurs aiguës dans les jointures aux changements de temps.

Obs. XV[4]. Rés. (Charcot). — Dub. soixante-dix ans, matelassière; a habité pendant douze ans un rez-de-chaussée humide,

[1] Thèse A. de Saint-Léger, Obs. I.
[2] Id., Obs. III.
[3] Id., Obs., V.
[4] Id., Obs X.

frayeurs pendant le siège; affaiblissement progressif, la propulsion a précédé de longtemps le tremblement.

Obs. XVI[1].(Lasègue). — Dans ce cas, on note des émotions vives, mais aussi dans les antécédents, l'habitation dans des logements humides, quelques douleurs rhumatismales, hémorrhoïdes, et varices pendant le cours de la maladie, douleurs intenses dans les membres et les articulations.

Obs. XVII[2]. Rés. (M. Duguet). — Maug..., quarante-cinq ans, mécanicien; son père était atteint d'un tremblement analogue au sien, suite d'un traumatisme. Dans ses antécédents personnels pas d'alcoolisme ni de syphilis; souffre beaucoup en 1877 du manque de travail, du froid, de la faim et de l'humidité; il a couché, dit-il, plus d'une fois dehors. Au mois de mai suivant, il fut pris de douleurs assez vives dans les articulations des doigts et du poignet gauche. Quelques jours après, les petites articulations de la main droite et des pieds deviennent le siège de douleurs pareilles; à la fin du juillet, les grandes articulations deviennent douloureuses à leur tour. Entre à l'hôpital où il est traité *pour un rhumatisme noueux*. Un peu de tremblement avait paru à l'indicateur gauche presque en même temps que les douleurs.

La déformation de la main est due à la rétraction des tendons qui s'est faite depuis que M. a son rhumatisme; une cicatrice antérieure y est pour bien peu de chose.

Le poignet *est gonflé* et un peu déformé ; peut-être y a-t-il aussi subluxation de quelques-uns des petits os, mais il est difficile de faire la part de la cicatrice et du rhumatisme noueux.

Les articulations ne sont pas ou sont du moins fort peu douloureuses; mais on y perçoit de petit *craquements*, qui s'entendent surtout dans les articulations du membre inférieur. En somme le rhumatisme a depuis longtemps passé sa phase aiguë. Les articulations de la hanche, du genou sont peu douloureuses, mais on y constate des craquements depuis quelque temps; il en est de même de l'articulation tibio-tarsienne; pourtant il est vrai de dire qu'il se produit assez fréquemment à son niveau de petites pous-

[1] Id., Obs. XIII.
[2] Th. Leroux, Obs. III.

sées aiguës; les cinq orteils sont fortement fléchis et rétractés en griffes.

Obs. XVIII[1]. Rés. (M. Charcot). — Jeanne Ner., cinquante ans; père mort de paralysie agitante probable; mère très nerveuse. Bonne santé antérieure. En 1872 elle remarqua qu'elle était plus lente, moins adroite. Sentiment de fatigue et *douleurs rhumatoïdes :* elle y prit garde, dit-elle, d'autant plus que son père avait été comme cela avant d'être pris de son tremblement. Après six mois de cet état, douleur vive au niveau de l'épaule gauche, qu'un médecin diagnostiqua douleur rhumatismale et traita comme telle : cette douleur dura longtemps et se répandit dans tout le membre supérieur et la région de la nuque.

Frayeur assez violente et commencement de tremblement... Les mains sont déformées, la droite a l'attitude de la main qui file la laine; mais la malade peut encore étendre les doigts et redresser facilement cette main. Il n'en est pas de même de la main gauche, dont la déformation est incurable.

Obs. XIX[2]. Rés. — B., âgée de soixante-neuf ans, nerveuse. Il y a quatre ans douleurs vives dans toute la jambe gauche pendant deux mois. Il y a deux ans, sans cause connue, elle a senti ses jambes devenir raides, elle avait des tremblements dans les pieds et les mains, tremblements se présentant par intermittence. Au commencement de l'année, douleurs aiguës dans les membres, les reins, le cou, etc.

Obs. XX. — Voir plus haut page 40 l'observation de M. le Dr Fea.

Obs. XXI. — La malade de l'asile de Bron dont nous avons parlé p. 34 était nettement rhumatisante. On notait dans ses antécédents des attaques de rhumatisme et une endocardite dont les lésions ont été trouvées à l'autopsie.

[1] Id., Obs. IV.
[2] Lécorché et Talamon, *Études médicales*, 1881.

BIBLIOGRAPHIE

DES OUVRAGES QUE NOUS AVONS PU CONSULTER NOUS-MÊME

Pathologie de Gaubius, 1770.

SAUVAGES, *Nosologie méthodique*, 1772.

MAGENDIE, *Précis de physiologie*. 1833.

TOULMOUCHE, *Mémoires de l'Académie*, t. II, p. 368. 1833.

GERMAIN SÉE, *Mémoires de l'Acad. de Méd.*, 1850.

CL. BERNARD, Physiologie et pathologie du système nerveux, 1858.

TROUSSEAU, *Union médicale*, 8 février 1859.

CHARCOT ET VULPIAN, *Gaz. hebdomadaire*, 1861-1862. Nos 48 et suiv.

LOUIS, De la trémulence paralytique. Th. de Strasbourg, 1862.

AXENFELD, Névroses, *in Pathologie interne*, de Requien, t. IV.

BOUCHARD, Recherches sur l'anat. pathol. de la pellagre, *Mém. de la Société de biologie*, juin 1864.

TROUSSEAU, *Cliniques*, 1865.

ORDENSTEIN, Thèse de Paris, 1867.

GUTTMAN, Tremor der Muskeln und irradiirte Krämpfe. *Berl. Klin. Wochenschr.*, 1867.

CHARCOT, *Leçons sur les maladies des vieillards et les maladies chroniques*, 1868.

CLÉMENT, Tremblement dans le cours de la fièvre typhoïde, *Lyon médical*, 1869, p. 494.

JOFFROY, Trois cas de paralysie agitante. *Arch. de physiologie*, 1871-72.

CH. FERNET, Des tremblements. Thèse d'agrégation, 1872.

— Article paralysie agitante du *Dictionnaire de médecine et de chirurgie*.

CLAVELEIRA, Thèse de Paris, 1872.

PIERRET, Note sur un cas de sclérose primitive du faisceau médian des cordons postérieurs, avec tendance au recul et à la propulsion· *Arch. de physiol.*, 1873.

RABOT, Observation de paralysie agitante. *Lyon médical*, 1874, nº 22.

DUCASTEL, Observation. *Mémoires de la Soc. de biologie*, janv. 1874.

DEMANGE, Paralysie agitante, observation et réflexions, *Revue médicale de l'Est*, 1875.

RAYMOND, Thèse de doct. 1876.

MORIZ BENEDIKT, Nerven Pathologie und Electrotherapie, t. I, 1876.

PIERRET, Note sur un cas d'atrophie musculaire progressive caractérisé au début par de la rétropulsion irrésistible. — *Revue mensuelle de médecine*, 1877.

BOUCHER, Thèse de Paris, 1877.

CHARCOT, Leçons sur les maladies du système nerveux, 1877.

ROSENTHAL, *Traité clinique des maladies du système nerveux*, 1878.

DEBOVE, Latéropulsion oculaire dans la paral. agitante, *Progrès médical*, 1878, nº 7.

DE SAINT-LÉGER, Thèse de Paris, 1879.

E. DEMANGE, Essai sur l'anatomie et la physiologie pathologiques de la paralysie agitante. *Revue médicale de l'Est*, 1879.

HAMMOND, Traité des maladies du système nerveux, 1879.

NEUMANN, Latéropulsion oculaire dans la paral. agitante. *Progrès médical*, 1879, nº 32.

LEYDEN, *Maladies de la moelle épinière*, 1880.

LEROUX, Thèse de Paris, 1880.

DENOMBRÉ, Thèse de Paris, 1880.

MENDELSSOHN, *Arch. de physiol.*, mai-juin 1881.

PATERNATZKY, *Arch. physiol.*, mai-juin 1881.

GRASSET, Traité clinique des maladies du syst. nerv. 2e édit. 1881.

LÉCORCHÉ ET TALAMON, Etudes médicales, 1881.

Séance de la Société de médecine de Lyon. *Lyon médical*, 17 juillet 1881.

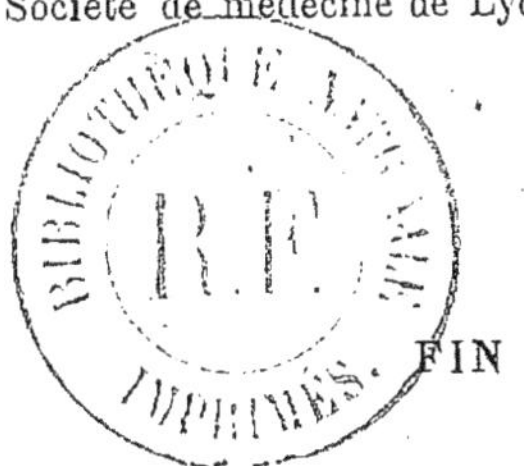

FIN

TABLE

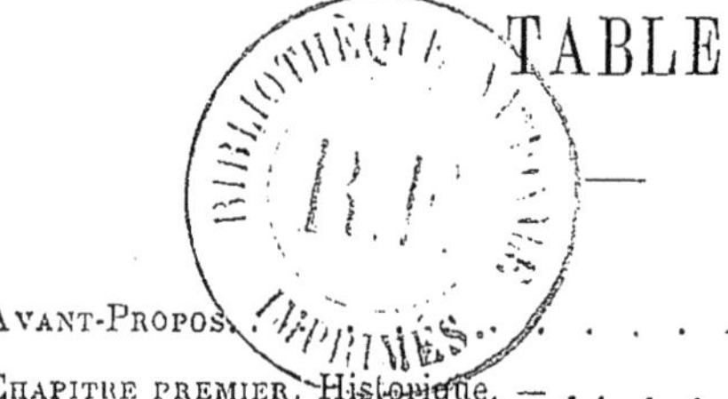

LYON. — IMPRIMERIE PITRAT AINÉ, RUE GENTIL, 4.

www.ingramcontent.com/pod-product-compliance
Ingram Content Group UK Ltd.
Pitfield, Milton Keynes, MK11 3LW, UK
UKHW020340220726
13923UKWH00004B/1508